BEI GRIN MACHT SICH IHR WISSEN BEZAHLT

AF136167

- Wir veröffentlichen Ihre Hausarbeit, Bachelor- und Masterarbeit

- Ihr eigenes eBook und Buch - weltweit in allen wichtigen Shops

- Verdienen Sie an jedem Verkauf

Jetzt bei www.GRIN.com hochladen und kostenlos publizieren

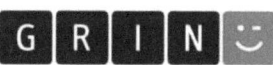

Neuroenhancement. Eine Nebenfolge der Modernisierung?

Sophie Decker

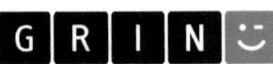

Bibliografische Information der Deutschen Nationalbibliothek:

Die Deutsche Nationalbibliothek verzeichnet diese Publikation in der Deutschen Nationalbibliografie; detaillierte bibliografische Daten sind im Internet über http://dnb.d-nb.de abrufbar.

ISBN: 9783346851901
Dieses Buch ist auch als E-Book erhältlich.

Druck und Bindung: Books on Demand GmbH, Norderstedt Germany
Gedruckt auf säurefreiem Papier aus verantwortungsvollen Quellen

Das vorliegende Werk wurde sorgfältig erarbeitet. Dennoch übernehmen Autoren und Verlag für die Richtigkeit von Angaben, Hinweisen, Links und Ratschlägen sowie eventuelle Druckfehler keine Haftung.

Das Buch bei GRIN: https://www.grin.com/document/1344270

Universität Stuttgart
Institut für Sozialwissenschaften
Abteilung SOWI V – Technik- und Umweltsoziologie
Seminar: Technik- und Umweltkonflikte

Sommersemester 2020

Neuroenhancement – Eine Nebenfolge der Modernisierung?

vorgelegt von:
Sophie Decker

B. A. Sozialwissenschaften
4. Fachsemester

Inhaltsverzeichnis

Abbildungsverzeichnis

Tabellenverzeichnis

1. Einleitung

Die moderne Gesellschaft ist geprägt von Leistung. Die Menschen werden oftmals an genau dieser identifiziert und nehmen sich selbst zunehmend durch ihre eigene Leistung wahr. Dass diese Tatsache nicht ohne Nebenfolgen auftritt, ist bereits bekannt. Etwa 63% der Menschen in Deutschland empfinden laut einer Studie des Finanzberatungsunternehmens Swiss Life ein eher hohes bis hohes Stresslevel an ihrem Arbeitsplatz (vgl. SwissLife 2019, o. S.). Neben einem hohen Stresslevel gaben die 2027 Befragten Zeitdruck, eine unangenehme Arbeitsatmosphäre, Leistungsdruck und eine große Arbeitsmenge als Ursache für ihr belastendes Arbeitsverhältnis an (vgl. ebd.). Um dieser Situation entgegenzuwirken, greifen die Menschen oftmals zu einer Einnahme von Neuroenhancement (hier im Folgenden mit NE abgekürzt). Dies umfasst eine Verbesserung der kognitiven Fähigkeiten bei gesunden Menschen (vgl. Hildt 2018, S. 19).

Hierbei entsteht nun die Frage, inwiefern der Einsatz von NE als ein Phänomen der modernen Gesellschaft angesehen werden kann. In dieser Arbeit soll folglich untersucht werden, ob NE eine Nebenfolge der Modernisierung darstellt. Um diese Fragestellung zu analysieren, werden zwei Theorien (die Rationalisierung nach Weber und die Beschleunigung nach Rosa) herangezogen, welche den Modernisierungsprozess genauer betrachten. Aufgrund des Umfangs dieser Arbeit können nicht alle Veränderungen, welche durch die Modernisierung einhergehen, miteinbezogen werden. Ferner können die Theorien nicht in ihrem vollen Umfang beleuchtet werden.[1]

Zu Beginn soll erstmals die Rationalisierungstheorie nach Max Weber näher erläutert werden. Hierbei wird auf den Zusammenhang von Modernisierung und Rationalisierung eingegangen, der ebenso wie Kapitalismus und Protestantismus hiermit in Verbindung steht. Im weiteren Verlauf wird die Theorie der sozialen Beschleunigung von Hartmut Rosa analysierend erklärt. Dabei werden die einzelnen Formen der Beschleunigung ebenso wie deren Antriebskräfte dargestellt. Im letzten Kapitel soll die Thematik um NE veranschaulicht und in einen definitorischen Kontext gesetzt werden. Hierbei werden die Motive für die Einnahme dargelegt. Ferner wird sich auf Studien bezogen, welche den Konsum von NE in Deutschland aufzeigen. Dies ist auf den Umfang dieser Arbeit zurückzuführen. Folglich werden die Motive mit der Modernisierung in Zusammenhang gestellt.

---

[1] Für weitere Ausführungen siehe: Weber 1998, 1ff. und Rosa 2013, 1ff.
[2] Für eine Ausführung der Formen der Entschleunigung siehe: Rosa 2013, S. 46-58

2. Rationalisierung nach Max Weber

Um die Modernisierung und die damit einhergehenden Prozesse näher zu beschreiben, soll in diesem Kapitel der Prozess der Rationalisierung nach Max Weber ausgeführt werden. Zu Beginn soll der Prozess der Rationalisierung in den der Modernisierung eingegliedert und erklärend dargestellt werden. Ferner wird die Bedeutung des Kapitalismus, Calvinismus und Protestantismus für die Rationalisierung nach Weber analysiert. Abschließend werden die Folge der Rationalisierung durch die von Weber dargelegte Entzauberung der Welt und des Sinn- und Freiheitsverlusts aufgezeigt.

2.1. Modernisierung und Rationalisierung

Die Modernisierung kann in vier ‚klassische' Prozesse aufgegliedert werden (vgl. Rosa et al. 2018, S. 22). Diese vier ‚klassischen' Prozesse (Individualisierung, Differenzierung, Rationalisierung und Domestizierung) verweisen jeweils auf gesellschaftliche Veränderungen, ausgelöst durch die Modernisierung (vgl. ebd.). Welcher dieser vier Prozesse in das Zentrum gerückt wird, hängt jeweils von der betrachtenden Perspektive ab (vgl. ebd., S. 21). Aus kultureller Perspektive wird als dominierende Veränderung eine Rationalisierung angeführt (vgl. ebd., S. 22). Folglich erscheint die Umwelt der Menschen als berechenbar und beherrschbar, wobei sich primär das Prinzip der Nutzenmaximierung durchsetzt (vgl. ebd.).

Der Soziologe Max Weber (1864-1920) stellt die Rationalisierung in das Zentrum seiner Analyse, welche bis heute von großer Bedeutung ist (vgl. ebd., S. 22f.). An seinen Schriften ist deutlich zu erkennen, dass das Werk eines Theoretikers stark mit seinem eigenen Lebenswandel verknüpft ist (vgl. Degele und Dries 2005, S. 98). Der Zwiespalt „[…] zwischen industrieller und wissenschaftlicher Rationalität und Romantik einerseits und humanistischer Hochkultur und irrationaler Autoritarismus anderseits […]" (ebd.), in welchem sich Weber befand, können in seinen Schriften wiedergefunden werden.

Max Weber geht bei seinen Analysen und Darstellungen über die Gesellschaft stets auf die Modernisierung und auf die damit einhergehenden Folgen ein (vgl. ebd., S. 11). Unter dem Begriff Modernisierung sieht Weber eine zunehmende Rationalisierung, welche primär mit einer Zweckrationalität von sozialen Handlungsorientierungen einhergeht (vgl ebd., S. 53).

2.2. Die Leitfrage Max Webers

Um die Rationalisierung näher zu erklären, beschäftigt sich Weber mit dem Zusammenhang von Kapitalismus und Protestantismus (vgl. Degele und Dries 2005, S. 98.). Dabei setzt er sich mit der Frage auseinander welche Verkettungen und Umstände zum Kapitalismus führten und untersucht zudem welche Auswirkungen der Kapitalismus auf die Art und Weise der Lebensformen und Wertevorstellungen hat (vgl. Rosa et al. 2018, S. 52). Folgend betrachtet Weber den Kapitalismus und das damit einhergehende sozioökonomische System als eine der wichtigsten Veränderungen, welche den Übergang von der traditionellen Gesellschaft zur modernen Gesellschaft begünstigt (vgl. ebd.). Des Weiteren wird deutlich, dass Weber hierbei allerdings die menschliche Lebensführung in das Zentrum seiner Analyse stellt (vgl. ebd.). Er möchte hierbei die Wertehaltungen, welche gesellschaftlich und kulturell disponiert sind, beschreiben und darstellen (vgl. ebd.). Seine Leitfrage bezieht sich folglich auf die Thematik: Wie sollen wir leben? (vgl. ebd.)

Hierbei stellt Weber dar, dass die Wissenschaft keine Aussage treffen oder diese Frage beantworten kann, sondern nur durch eine Analyse die dazu gehörigen Rahmenbedingungen schafft (vgl. ebd., S. 52f.). Ferner interessiert sich Weber für die Bestimmungsgründe des Handelns, da gesellschaftliche Entwicklungen nur verstanden und erklärt werden können, wenn die Handlungsmotive der Akteure in den Mittelpunkt gestellt werden (vgl. Rosa et al. 2018, S. 54). Die soziale Handlung der Akteure stellt für Weber die Basis des soziologischen Erklärens dar (vgl. ebd.). Weber schreibt SoziologenInnen die Aufgabe zu, den subjektiven Sinn einer Handlung deutend zu erfassen (vgl. ebd., S. 55). Der subjektive Sinn umfasst die Absichten eines Akteurs ebenso wie seine wesentlichen Vorstellungen über sein Handeln (vgl. ebd.). Hierfür konstruiert Weber vier idealtypische Bestimmungsgründe, welche in Tabelle 1 näher erläutert werden. Diesbezüglich ist allerdings zu erwähnen, dass die Idealtypen als ‚reine Typen' gelten, welche in beschreibender Form in der Realität nur sehr vereinzelt bis gar nicht vorkommen (vgl. ebd., S. 57). Sie dienen vorrangig zum Vergleich, um Handlungen zu analysieren (vgl. ebd., S. 58).

Zusammenfassend liegt Webers grundsätzliches Forschungsinteresse auf der Herausarbeitung der Frage wie und warum Menschen aus der westlich-modernen Gesellschaft ihr Leben gestalten und welche sozialen Kräfte hierfür verantwortlich sind (vgl. Rosa et al. 2018, S. 54). Vorrangig den religiösen Aspekt im Leben der Menschen sieht Weber als wichtigsten Einfluss auf die Werterhaltung und den Ethos der Menschen (vgl. Rosa et al. 2018, S. 54).

Tabelle 1: Die vier idealtypischen Bestimmungsgründe des Handelns

Zweckrational	Der/die Handelnde beachtet Zweck, Mittel und Nebenfolge und wägt diese ab. Folgend entscheidet er/sie sich für die gewinnbringendste Lösung.
Wertrational	Der/die Handelnde orientiert sein/ihr Handeln an dem Maßstab eines spezifischen Werts (bspw. ethisch, religiös).
Affektuell	Der/die Handelnde lässt sich von seinen/ihren Gefühlen leiten und verbindet diese mit seinem/ihrem Handeln.
traditional	Der/die Handelnde richtet sein/ihr Handeln nach „eingelebten Gewohnheiten" (Bsp: Sitten, Traditionen).

Quelle: Eigene Darstellung auf Grundlage: Weber, zitiert nach Rosa et al. 2018, S. 56

2.3. Der Prozess der Rationalisierung in der Moderne

Im Zentrum von Webers Theorie steht die Annahme, dass die Moderne ein Prozess der Rationalisierung durchläuft. Weber zufolge orientieren sich die Menschen zunehmend an zweckrationalen Handlungsmotiven (siehe Tab. 1) (vgl. Rosa et al. 2018, S. 59). Das traditionelle Wirtschaften wird kontinuierlich ausgehebelt und durch eine rastlose und schrankenlose Produktion ersetzt (vgl. Weber 2016, S. 46ff.). Unter dem traditionellen Wirtschaften wird das Anhäufen von Kapital verstanden, welches für eine Bedarfsbedeckung ausreicht (vgl. ebd., S. 50). Im Kapitalismus wiederum steht die Vermehrung des Profits im Vordergrund (vgl. ebd., S. 53). Des Weiteren wird zwischen formalem und materiellem Rationalismus unterschieden (vgl. Schluchter 2016, S. 188). Hierbei fördert die eine Form die andere, folglich herrscht zwischen ihnen ein antinomisches Verhältnis (vgl. ebd.). Je mehr sich der formale Rationalismus (bspw. Rechtssystem) ausbreitet, umso stärker wird das Bedürfnis den materiellen Rationalismus zu erhöhen (bspw. Kapital) (vgl. ebd.).

2.4. Der Kapitalismus

Der Kapitalismus besteht Weber zufolge aus Erwerbschancen (vgl. Rosa et al. 2018, S. 60). Er teilt dem Kapitalismus eine äußere Form und einen inneren Geist zu (vgl. ebd.). Bei der äußeren Form geht es um die organisatorischen Merkmale, bspw. die

Aufteilung von Haushalt und Betrieb (vgl. Weber 2016, S. 52.). Der innere Geist des Kapitalismus stellt für Max Weber allerdings eine übergeordnete Rolle dar. Hierbei geht es um den asketischen Lebensstil und den methodisch-berechnenden Arbeitseinsatz (vgl. Rosa et al. 2018, S. 68). Erwirtschaftete Verdienste wurden unmittelbar reinvestiert, um größere Gewinne zu erzielen (vgl. Weber 2016, S. 53). Ziel des Kapitalismus ist eine Kapitalakkumulation (vgl. Kaesler 2011, S. 45). Für Weber ist dies die Grundlage des kapitalistischen Handelns, welches er zudem als zweckrationales Handeln betrachtet (vgl. Weber 2016, S. 42f.). Ferner sieht er dieses Handeln als irrational an (vgl. ebd.). Grund hierfür ist die Folge dieses Handelns, welche einen wirtschaftlichen Überfluss darstellt (vgl. ebd.). Der Ursprung dieses Verhaltens sieht Weber im Protestantismus und Calvinismus (vgl. Rosa et al. 2018, S. 60).

2.5. Der Calvinismus und Protestantismus

In diesen Glaubensformen gilt eine Askese, welche sich anders als im Christentum auf den Alltag der Menschen bezieht (vgl. Weber 1988, S. 163). Ursprung hiervon ist der von Luther und Calvin geprägte Gedanke, sich im alltäglichen Leben auf dieser Welt die Anerkennung von Gott zu erarbeiten und dabei gleichzeitig das Gemeinwohl zu steigern (vgl. ebd., S. 171). Somit wird die eigene Lebensführung unentwegt überprüft (vgl. Rosa et al. 2018, S. 61).

Im Calvinismus und Protestantismus gilt eine völlige Verderbtheit, welche nur durch Gott erlöst werden kann (vgl. ebd.) Hierbei bedarf es einer bedingungslosen Erwählung durch Gott, welche unergründlich ist (vgl. Weber 1988, S. 199). Ob ein Mensch als auserwählt durch Gott gilt, wird am erworbenen Reichtum erkannt, welcher für Gottes Gnade steht (vgl. ebd., S.180). Allerdings galt Luxus als verworfen, wodurch sich eine Einfachheit und Striktheit im Leben der Menschen entwickelte (vgl. ebd., S. 166f.). Armut hingegen stand für Verderbtheit und Verworfenheit (vgl. ebd., S. 177). Hieraus entwickelte sich im Folgenden eine Rationalisierung des Glaubens, welche sich in dem neuen Erwirtschaften niederschlug, woraus des Weiteren eine Rationalisierung der Produktionsformen entstand (vgl. ebd., S. 187ff.). Unternehmen integrierten eine rationale, effizientere Zweck-Mittel-Relation und somit den protestantischen Gedanken in ihre Produktion (vgl. ebd., S. 198ff.). Hierbei sieht Weber den anfangs eingeleiteten neuen Geist des Kapitalismus. Des Weiteren folgt eine Rationalisierung des Weltbildes der Menschen, da Gott nicht mehr als etwas Beeinflussbares oder Greifbares gilt (vgl. Rosa et al. 2018, S. 62). Folglich entsteht eine Rationalisierung der alltäglichen Lebensführung der Menschen, welche er als eine der wichtigsten Form der Rationalisierung ansieht (vgl. ebd.). Demnach orientieren sich die Menschen fortschreitend daran, eine optimale Zweck-Mittel Beziehung in ihren Alltag zu integrieren (vgl. Weber 1988, S. 203). Die Menschen stellen zweck-rationale Handlungsweisen in das Zentrum, wobei traditionelle und affektuelle in den Hintergrund rücken (vgl. Rosa et al. 2018, S. 62).

Zusammenfassend ist festzustellen, dass im Verlauf der kapitalistischen Entwicklung der religiöse Aspekt in den Hintergrund gestellt wurde (vgl. Weber 1988, S. 196). Somit erzeugt der Kapitalismus eine angepasste Lebensführung der Menschen, welche sich auf eine strikte Bildungs- und Berufsarbeit konzentriert und ferner von einem ökonomischen Wettbewerbsprinzip ausgelöst wird (vgl. Rosa et al. 2018, S. 63). Infolgedessen entstehen Lebensumstände, welche die Menschen dazu zwingen, sich der kapitalistischen Umwelt anzupassen (vgl. Weber 1998, S. 203f.).

2.6. Die Entzauberung der Welt und der Sinn- und Freiheitsverlust

Eine Folge des Rationalisierungsprozess ist eine Entzauberung der Welt (vgl. Rosa et al. 2018, S. 65). Die Rationalisierung bringt eine Systematisierung und Berechenbarkeit mit sich, wodurch die Sinnesgrundlage für magische und unerklärliche Phänomene entzogen wird (vgl. ebd.). Die Magie wurde folglich durch die Wissenschaft ersetzt (vgl. Schluchter 2016, S. 178). Die Rationalisierungsprozess- und Fortschrittslogik der Wirtschaft, Wissenschaft, bürokratischen Verwaltung und Reglementierung wurde für die Menschen der Moderne selbstverständlich, wodurch ein Freiheitsverlust und eine Irrationalität entstand (vgl. ebd.). Ferner führte die rationale Lebensführung zu einem Sinnverlust bei den Akteuren in der Moderne. Während die puritanischen Unternehmer die kapitalistische Lebensführung annahmen um die Gnade Gottes zu erkennen, macht der moderne Mensch dies ohne subjektiv gemeinten Sinn seines Handelns (vgl. ebd., S. 66). Die Menschen verlieren die subjektive Sinndeutung des Handelns und lassen sich von Normen des ökonomischen Alltagshandelns leiten (vgl. Kaesler 2011, S. 57).

Das Alltagshandeln ist nur noch an einer Beamtenverwaltung und -versorgung ausgerichtet (vgl. Marty 2020, S. 111). Der individuelle Akteur wird zum Abhängigen der bürokratisch und organisatorisch geprägten Ordnung (vgl. ebd., S. 126).

3. Die Theorie der sozialen Beschleunigung nach Rosa

In diesem Kapitel soll ein weiterer Prozess, ausgelöst durch die Modernisierung, dargestellt werden. Anfangs werden die Grundlagen der Theorie sozialer Beschleunigung aufgezeigt. Im weiteren Verlauf wird auf die einzelnen Formen der Beschleunigung und deren Antriebskräfte eingegangen. Abschließend soll der Beschleunigungszirkel erklärend dargestellt werden, welcher diese Formen und Kräfte miteinander verbindet.

3.1. Die Grundlagen der sozialen Beschleunigung

Der Soziologe Hartmut Rosa sieht die Beschleunigung des sozialen Lebens als eine weitere Veränderung durch die Modernisierung an, welche zu erheblichen Umgestaltungen im institutionellen und kulturellen Kontext führt (vgl. Rosa 2013, S. 15f.). Bereits in den „klassischen" Soziologischen Theorien finden sich Denker, welche sich dem Gedanken der Beschleunigung in Teilen zugewandt haben (vgl. ebd., S. 16f.). Hierzu kann auch Max Weber und sein Werk ‚Verschwendung der Zeit' gezählt werden (vgl. ebd., S. 17).

Die Beschleunigung des sozialen Lebens lässt sich nach Rosa allerdings nicht in allen sozialen Phänomenen der Moderne wiederfinden (vgl. ebd.). Ferner gibt es Prozesse, welche einer Entschleunigung unterliegen (vgl. ebd.).[2]

Veränderungen, welche allerdings der Beschleunigung unterliegen, werden von Rosa in drei Kategorien unterteilt. Die erste beschränkt sich auf die technische Beschleunigung, gefolgt von der Beschleunigung des sozialen Wandels und der Beschleunigung des Lebenstempos (vgl. ebd., S. 19).

3.2. Die technische Beschleunigung

Die technische Beschleunigung gilt als die am leichtesten messbare Form der Beschleunigung (vgl. Rosa 2013, S. 20). Es ist „[...] die intentionale Steigung der Geschwindigkeit *zielgerichteter* Transport-, Kommunikations- und Produktionsprozesse [...]" (ebd., Hervorhebung im Original; der Verf.), welche durch die technische Entwicklung entsteht. Primär ändert sich hierbei das ‚Zeit-Raum-Regime' in der Gesell-

---

[2] Für eine Ausführung der Formen der Entschleunigung siehe: Rosa 2013, S. 46-58

schaft (vgl. Rosa 2013, S. 20f.). Das Zeit-Raum-Regime beschreibt die Veränderung der Wahrnehmung und Organisation von Raum und Zeit unseres sozialen Lebens (vgl. ebd., S. 21). Rosa stellt dar, dass der Raum zunehmend in den Hintergrund rückt und die Zeit in das Zentrum unserer Wahrnehmung gestellt wird (vgl. ebd.). Ein Beispiel hierfür ist das Reisen in der Moderne. Das Reiseziel verliert an Bedeutung, da durch bspw. Züge und Flugzeuge beinahe jeder Ort der Welt erreichbar ist. Damit werden Orte, Abläufe und Prozesse entlokalisiert, da sie zunehmend an den technischen Fortschritt angepasst werden (bspw. ‚ortlose' Kommunikation) (vgl. ebd.). Diese Wahrnehmung, in der die Zeit eine vorgeordnete Rolle gegenüber dem Raum spielt, stellt sich indessen gegen die ‚Natürliche', in der der Raum von größerer Bedeutung ist als die Zeit (vgl. ebd.).

3.3. Die Beschleunigung des sozialen Wandels

Die zweite Form der Beschleunigung bezieht sich auf die Beschleunigung des sozialen Wandels. Diese Kategorie beschreibt Prozesse, welche zu „[...] einer Beschleunigung *der* Gesellschaft selbst" (Rosa 2013, S. 22, Hervorhebung im Original; der Verf.) führen. Hierbei geht es um die Veränderung der Veränderungsraten (vgl. ebd.). Damit ist die immer geringer werdende Rate zwischen Veränderungen in nahezu allen Bereichen des Lebens gemeint (vgl. ebd.). Ein Beispiel hierfür wären die raschen Veränderungen in der Modewelt. Um Veränderungsraten empirisch messbar zu machen, setzt Rosa den Begriff der ‚Gegenwartsschrumpfung' als Maßstab ein (vgl. ebd., S. 23). Dieser Begriff ist ferner auf den Philosophen Hermann Lübbe zurückzuführen (vgl. ebd.). Dieser stellt dar, dass dem Moment der Gegenwart weniger Bedeutung zugeschrieben wird als dem der Zukunft (vgl. ebd.). Primär konzentriert sich das moderne Individuum auf die Erwartungen der Zukunft, es kommt zu einem Auseinanderfallen von Erwartungshorizont und Erfahrungshorizont (vgl. Rosa 2013, S. 23.). Infolgedessen definiert Rosa die soziale Beschleunigung „[...] als die *Steigerung der Verfallsraten der Verläßlichkeit* [sic!] *von Erfahrungen und Erwartungen* und als die *Verkürzung der als Gegenwart zu bestimmenden Zeiträume"* (ebd., S. 23f., Hervorhebung im Original; der Verf.). Eine Steigerung der Verfallsraten der Verlässlichkeit von Erfahrungen und Erwartungen kann auf soziale und kulturelle Institutionen und Praktiken bezogen werden (vgl. ebd., S. 23). Empirisch lässt sich das Gefühl der Schrumpfung bspw. in der Arbeitswelt feststellen. In der *Vor- und Frühmoderne* wurde der Beruf eines Vaters an den Sohn tradiert, wobei sich dieser Prozess über mehrere Generationen erstreckte (vgl. Rosa 2013, S. 25). Folglich erhielt sich die Berufsstruktur über Generationen aufrechterhalten (vgl. ebd.). In der *klassischen Moderne* hatten die Kinder (und somit auch die Töchter) die Möglichkeit, ihren Beruf selbst auszuwählen (vgl. ebd.). Diese Berufswahl war vorwiegend eine Entscheidung für das ganze Leben dieser Person vgl. ebd.). Die *Spätmoderne* weist Strukturen auf, in welcher sich die Berufswahl im Laufe des Lebens durchaus verändert (vgl. ebd.). Der Berufswechsel erfolgt zügiger als der Generationenwechsel (vgl. ebd.). Somit kann davon ausgegangen werden, „[...] daß [sic!] die Stabilität sozialer Institutionen und Praktiken uns als Maßstab der Beschleunigung (oder der Entschleunigung) sozialen Wandels dienen kann" (Rosa 2013, S. 26). Folgend besteht die Annahme, dass die Stabilität in der Spätmodernen primär institutionell verringert wird (vgl. ebd.).

3.4. Die Beschleunigung des Lebenstempos

Wie bereits beschrieben, bekommt die Zeit in der modernen Gesellschaft eine neue Bedeutung zugeschrieben. Die Menschen verspüren zunehmend eine ‚Zeitknappheit', wobei die Zeit als eine Ressource betrachtet wird, welche vermehrt eine exklusive Rolle einnimmt (vgl. Rosa 2013, S. 26). Allerdings steht diese Annahme unter der Betrachtung der ersten Form der Beschleunigung unter einem Paradox, da den Akteuren grundsätzlich ein Zeitaufwand für bestimmte Tätigkeiten erspart wird (vgl. ebd., S. 26f.). Rosa beschreibt diese Art der Beschleunigung „[...] als *Steigerung der Zahl an Handlungs-* oder *Erlebnisepisoden pro Zeiteinheit* [...]" (ebd., S. 27, Hervorhebung im Original; der Verf.). Hinter diesem Phänomen steht für Rosa das Bedürfnis, viele Tätigkeiten in einer noch kleineren Zeitspanne zu erledigen (vgl. ebd.). Wie kann es nun sein, dass die Akteure zunehmend eine Zeitknappheit empfinden, obwohl die technische Beschleunigung empirisch nachgewiesen zu einer Freigabe von Zeit führt? Hartmut Rosa stellt dar, dass die Wachstumsraten (mehr Tätigkeiten erledigen) schneller zunehmen als die Bescheinigungsraten (technische Beschleunigung), woraus die Zeitknappheit der Menschen entsteht (vgl. ebd., S. 33). Somit entwickelt sich für den Menschen eine höhere Anzahl an Aufgaben, welche mit der technischen Beschleunigung nicht exponentiell einhergeht. Dieses Verhältnis zeigt Abbildung 1. Rosa bezeichnet die daraus entstandene Gesellschaft als ‚Beschleunigungsgesellschaft' (vgl. Rosa 2013, S. 33).

Abbildung 1: Verhältnis von Wachstumsraten und Beschleunigungsraten

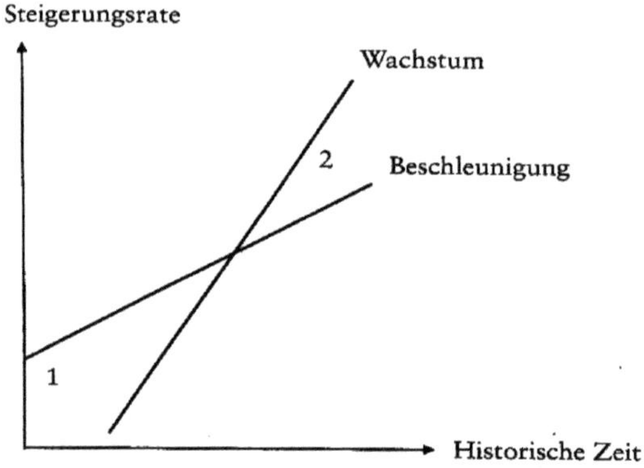

Steigerungsrate

Wachstum

2 Beschleunigung

1

Historische Zeit

Quelle: Rosa 2013, S. 33

3.5. Die Motoren der sozialen Beschleunigung

Folglich entsteht die Frage, welche Kräfte dafür sorgen, dass die moderne Gesellschaft sich zu einer Beschleunigungsgesellschaft entwickelt hat. Die Gründe hierfür
bezeichnet Rosa als die Motoren der sozialen Beschleunigung (vgl. Rosa 2013, S.
34).

Der soziale Motor, der Wettbewerb, ist ein Mechanismus, welcher die soziale Beschleunigung vorantreibt und sich auf das Fundament des Kapitalismus beschränkt
(vgl. ebd., S. 35). Zeit stellt hierbei einer der wichtigen Faktoren dar, da hierdurch
Geld eingespart und die Wettbewerbsfähigkeit eines Unternehmens gesteigert werden kann (vgl. ebd.). Rosa sieht primär die technische Beschleunigung als Konsequenz einer kapitalistisch geprägten Marktgrundlage (vgl. ebd.). Allerdings beschränkt sich das Wettbewerbsprinzip nicht mehr nur auf den Bereich der Wirtschaft,
sondern weitet sich auf viele Sphären des Lebens aus bis hin in die individuelle Perspektive, wodurch es als Grundlage der Moderne betrachtet werden kann (vgl. ebd.,
S. 36). Folglich ist auch der Status eines Akteurs in der modernen Gesellschaft vom
stetig anhaltenden Wettbewerb geprägt und die Leistung der Menschen in kurzer Zeit
spielt eine zunehmend zentrale Rolle (vgl. ebd.).

Der kulturelle Motor, die Verheißung der Ewigkeit, bezieht sich auf eine Säkularisierung in der modernen Gesellschaft, wobei das Leben vor dem Tod eine vorgeordnete Rolle übernimmt (vgl. Rosa 2013, S. 39). Der Mensch strebt nach einem individuellen Reichtum (durch Erfahrungen definiert) (vgl. ebd.). Allerdings wird deutlich, dass die Welt eine Vielzahl an Optionen anbietet, welche das Individuum in seinem Leben nicht alle realisieren kann (vgl. ebd., S. 40). Hieraus ergibt sich der Entschluss, das Leben schneller zu gestalten, um mehr Erfahrungen wahrzunehmen (vgl. ebd.). Wird das Lebenstempo folglich beschleunigt, wird die Differenz zwischen Weltzeit und Lebenszeit geringer (vgl. ebd.). Infolgedessen entsteht eine Desperation, da durch eine Einsparung der Zeit nur neue Optionen entstehen, was schlussendlich zu einer erhöhten Frustration der Menschen führt (vgl. ebd., S. 41).

Der dritte Motor bezieht sich auf *die funktionale Ausdifferenzierung* in der Moderne (vgl. Rosa 2013, S. 41).

3.6. Der Beschleunigungszirkel

Hartmut Rosa geht davon aus, dass die soziale Beschleunigung sich zu einer eigenständigen Struktur entwickelt hat, bei der die Motoren keinen Einfluss mehr nehmen (vgl. Rosa 2013, S. 41f.). Grund hierfür ist ein ,Feedback-System', welches dieser Struktur zugrunde liegt (vgl. ebd., S. 42). Folglich führen die neuen Technologien zu neuen sozialen Praktiken und Lebensformen (vgl. ebd., S. 43). Diese neuen Formen wiederum führen zu einer Gegenwartsschrumpfung, welche zu einer Beschleunigung des Lebenstempos führt und im Fortlaufen der technischen Beschleunigung mündet (vgl. ebd.).

Zusammenfassend wird die moderne Gesellschaft nach Rosa von einer *stummen normativen Kraft*, welche zeitliche Normen (bspw. Deadlines) umfasst, reguliert (vgl. ebd., S. 59). Dabei wirkt sich dies stark auf moderne Menschen aus, wobei es zu einer Umgestaltung von unserem Verhältnis zur objektiven, subjektiven und sozialen Welt kommt (vgl. ebd., S. 59f.). Die Identität entwickelt sich zu einer ,situativen' Identität, welche sich der jeweiligen Situation und Option des Lebens anpasst (vgl. Rosa 2013, S. 64).

4. Neuroenhancement

Um folgend zu untersuchen, ob die in den vorgegangenen Kapiteln beschriebenen
Prozesse zu dem Einsatz von NE führen, soll erstmals dargestellt werden, in welchen
definitorischen Kontext der Begriff NE steht. Des Weiteren wird die Debatte um NE
kurz beleuchtet, gefolgt von den Motiven, welche für den Einsatz von NE angeben
werden. Abschließend werden diese mit den Theorien in Zusammenhang gebracht.

4.1. Eine Definition von Neuroenhancement

Zu Beginn soll angemerkt werden, dass der Begriff NE keiner universalen und ope-
rationalen Definition unterliegt (vgl. Schütz et al. 2016, S. 13). Der Begriff beschreibt lediglich das Ziel: Eine Steigerung der kognitiven Fähigkeiten bei gesunden
Menschen (vgl. ebd.). Wie dieses Ziel zu erreichen ist und mit welchen Mitteln, wird
hierbei außer Acht gelassen (vgl. ebd.).
Nach Franke wird primär zwischen den Begriffen *Hirndoping, cognitive Enhancement* und *Neuroenhancement* unterschieden (vgl. Franke 2019, S. 43ff.). Cognitive
Enhancement umfasst die Verbesserung kognitiver Leistungen bei gesunden Menschen, wobei Neuroenhancement diesen Begriff erweitert und die Verbesserung aller
Funktionen (bspw. Motorik, Sensorik) miteinbezieht (vgl. ebd., S.44f.). Zudem wird
oftmals von pharmakologischem NE gesprochen, welches im Grunde „[...] die Verbesserung der Leistung zu lernen" (ebd.) beschreibt.[3] Der Begriff des Hirndopings
findet im wissenschaftlichen Kontext selten Verwendung und umfasst den Miss-
brauch von psychoaktiven Substanzen und illegalen Drogen (vgl. Franke et al. 2010,
S. 855).[4]
Bei NE werden vorrangig pharmakologische Substanzen eingesetzt. Hierbei wird
unterschieden zwischen Stimulanzien und Nicht-Stimulanzien (vgl. Franke 2019, S.
52). Stimulanzien habe eine anregende Wirkung auf das Gehirn, wohingegen Nicht-
Stimulanzien eine psychotrope Wirkung auf das Gehirn aufweisen (vgl. ebd., S. 53).
Des Weiteren wird unterschieden in die Einnahme von verschreibungspflichtigen
Substanzen (bspw. Methylphenidat), ebenso wie illegale Drogen (bspw. Kokain) und

---

[3] In dieser Arbeit wird bei dem Begriff NE ebenfalls von dem Begriff des pharmakologischen NE
gesprochen.
[4] Franke unterscheidet zudem zwischen *Soft Enhancement* und *Mood Enhancement*, welche allerdings
nicht im Zentrum dieser Arbeit stehen. Für eine Ausführung siehe: Franke 2019, S. 47ff.

frei erhältlichen Substanzen (bspw. Coffein) (vgl. Franke 2019, S. 53). Dies wird in der folgenden Tabelle näher dargestellt.

Tabelle 2: Aufteilung der Neuroenhancer

	Stimulanzien	Nicht-Stimulanzien
Frei verkäufliche oder Over-the-Counter (OTC-Drugs)	Methylxanthine wie Koffein und damit koffeinhaltige Getränke wie Kaffee und Energy Drinks sowie Koffein-tabletten	Phytopharmaka wie Ginkgo biloba oder Ginseng
		Lifestyle- und Vitaminpräparate (zum Beispiel Vitasprint®, Dextro Energy®, etc. Homöopathische Präparate
Verschreibungs-pflichtige Medikamente	Verschreibungs-pflichtige Sti-mulanzien wie Amphetamine (zum Beispiel Attentin® oder Adderall®) und Amphetamin-derivate wie Met-hylphenidat (zum Beispiel Ritalin®)	Modafinil (zum Beispiel Vigil®) Antidementiva und Antidepressiva
Illegale Drogen	Illegale Stimulanzien mit Amphetamin- oder amphet-aminähnlichem Grundgerüst wie Speed, Ecstasy oder Crystal Meth	

Quelle: Franke 2019, S. 55

4.2. Die Debatte um Neuroenhancement

Die Debatte um Enhancement verlagerte sich in den letzten 20 Jahren vom Schwer-punkt des sog. Stimmungsenhancement (Verbesserung des psychischen Zustands) hin zur Verbesserung der kognitiven Leistung (vgl. Schütz et al. 2016, S. 11). Bei NE sollte berücksichtigt werden, dass Unklarheit besteht, ob der Einsatz solcher Verfahren einen signifikanten Einfluss auf die Verbesserung der kognitiven Leistung bei gesunden Menschen hat (vgl. Hildt 2018, S. 21). Ferner kommen zunehmend kritische Stimmen aus verschiedenen Teilsystemen der Gesellschaft auf (vgl. Schütz et al. 2016, S. 12). Aus gesellschaftlicher Perspektive wird der Einsatz in Bezug auf Gerechtigkeit, Fairness aber auch Druck auf die gesellschaftlichen Akteure kritisch betrachtet (vgl. ebd.). Zusammenfassend sind in der Debatte zwei Meinungslager entstanden, welche sich in die sog. Transhumanisten und die sog. Biokonservativen aufteilt (vgl. ebd.). Erstere werden als VertreterInnen einer Verbesserung des Men-schen, welche auf technologischen Verfahren beruht, betrachtet (vgl. ebd.). Letztere als „[...] Autoren, die sich, nicht selten unter Bezugnahme auf die Natur des Menschen, gegen verbessernde Einflussnahme aussprechen" (Schütz et al. 2016, S. 12). Diese Ausgangslage führte allerdings zu einem Aufschub einer sachlichen Auseinandersetzung mit der Thematik auf Grundlage von empirischen Erkenntnissen (vgl. ebd.). Fiktive Aspekte in die Diskussion mit einfließen zu lassen, kann einen falschen Eindruck über das Thema erwecken (vgl. Hildt 2018, S. 28). Hierbei können Nebenwirkungen und langfristige Auswirkungen in den Hintergrund gestellt werden (vgl. ebd.). Um NE zu konkretisieren, sollte der Diskurs breiter gefasst werden. Dies bedeutet einerseits das Zusammenführen von unterschiedlichen Teildebatten in dem Diskurs und andererseits das Berücksichtigen von unterschiedlichen Aspekten, welche über die Risiken hinausgehen (vgl. Schütz et al. 2016, S. 16).

4.3. Motive

Um aufzuzeigen, inwiefern NE eine Nebenfolge der Modernisierung darstellt, sollen in diesem Kapitel die Motive für die Einnahme näher beleuchtet werden. Hierbei ist allerdings anzumerken, dass bisher nur wenige Studien zur Verfügung stehen, welche empirisch darstellen aus welchen Gründen NE angewendet wird. Viele der Studien beruhen auf korrelativen Resultaten zu Aspekten der Verhaltensmotive, Stress und Geschlechtsunterschieden (vgl. Baumgarten et al. 2015, S. 222).
Die Krankenkasse DAK befragte hierzu bereits in den Jahren 2008 (N=3000), 2014 (N=5.017) und 2018/2019 (N= 5.614) Arbeitnehmer zur Optimierung der kognitiven Leistung und Stimmung, wobei der Anteil von dem Jahr 2008 bis 2014 von 5 % auf 6.7 % anstieg, allerdings in den Jahren 2018/2019 wieder auf 5.5 % sank (vgl. DAK 2009, S. 55; DAK 2020, S .7). Eine Studie des Robert-Koch-Instituts (hier im Folgenden mit RKI abgekürzt) gab an, dass 1.5 % der deutschen Allgemeinbevölkerung (N=6.142) NE, also verschreibungspflichtige pharmakologische Substanzen oder illegale Drogen, zur Verbesserung der kognitiven Leistungen eingesetzt haben (vgl. RKI 2012, S. 2). Untersuchungen zu Studierenden in Deutschland zeigten, dass nur 5 % der Befragten (N=7.989) verschreibungspflichte Substanzen oder illegale Drogen in ihrer Studienzeit einsetzen (vgl. Middendorf et al. 2012, S. 1ff.). Ferner zeigte eine Studie von Franke et al. den Unterschied der Einnahmen von illegalen Drogen und verschreibungspflichtigen Medikamente zur Verbesserung der kognitiven Leistungssteigerung auf. Hierbei nahmen 2.4 % der SchülerInnen und 2.9 % der Studierenden

illegale Drogen und 1.6 % der SchülerInnen und 0.8 % der Studierenden verschreibungspflichtige Substanzen (vgl. Franke et al. 2011, S. 60). Allerdings besteht die
Annahme, dass Befragte bei Untersuchungen sozial erwünscht antworteten, da dieses
Thema als sensibel gilt. Eine Studie von Dietz et al. fand mit der Randomized-
Response-Technik heraus, dass 20 % der Studierenden Medikamente zur Verbesserung der kognitiven Leistungssteigerung einnahmen, welches eine hohe Differenz zu
den Ergebnissen der anderen Studien darstellt (vgl. Dietz et al., zitiert nach Moesgen
und Klein 2015, S. 53). Eine Übersicht der Studien stellt Tabelle 3 dar.

Tabelle 3: Quantitative Studien zur Verbreitung von Neuroenhancement

Erstautor + Jahr	N	Produkte	Prävalenz	
			LZP	JP
Franke (2011)	1.035 Schül. 512 Stud.	Verschreibungspflichtige (z.B. Methylphenidat, Modafinil, Am- phetamine) oder illegale Substanzen (z.B. Kokain, MDMA, Ecs- tasy) zur kog. Leistungssteigerung	1.3 % Med.: 2.6 % Drog.	
Middendorf (2012)	7.989 Stud.	Methylphenidat, Modafinil, Kokain, Amphetamin MDMA, Beta- blocker, Cannabis und verschreibungspflichtige/ rezeptfreie Schmerzmittel, Schlafmittel, Antidepressiva	5% Studium	
DAK (2009)	3.017 Erwerb.	Medikamenten zur kog. Leistungssteigerung oder Verbesserung der psychischen Befindlichkeit	5 %	
DAK (2015)	5.017 Erwerb.	Verschreibungspflichtige Medikamente zur kog. Leistungssteige- rung oder Stimmungsverbesserung	3.3 % Leist. 4.7 % Stim.	
DAK (2018/2019)	5.614 Erwebs.	Verschreibungspflichtige Medikamente zur kog. Leistungssteige- rung oder Stimmungsverbesserung	3.3 % Leist. 3.0 % Stim.	
RKI (2011)	6.142 Allgem. Bevölk.	Betablocker, chemisch-synthetische Stimulanzien, Methylpheni- dat, Antidementiva, Antidepressiva, Modafinil		1.5 %

Anmerkungen. Abkürzungen entsprechen: JP = 12-Monats-Prävalenz, LZP = Lebenszeitprävalenz,
Stud. = Studenten, Schül. = Schüler; Erwerb. = Erwerbstätige, kog. = kognitiv, Leist. = Leistung Stim.
= Stimmung, Med. = Medikament, Drog. = illegale Drogen.
Quelle: Zusammengefasste Tabelle aus: Börger 2017, S. 5f.

Um die Motive besser zu verstehen, sollten NE-fördernde Bedingungen näher betrachtet werden. Die Ursachen beruhen hierbei primär auf Experteneinschätzungen
(vgl. Moesgen und Klein 2015, S. 68). Der Konsum von psychoaktiven Substanzen
entsteht zunehmend in einem kompetitiven Zusammenhang (vgl. Hildt 2018, S. 20).
Gründe für die geistigen Leistungssteigerung sind dabei Zeit- und Leistungsdruck im
Zusammenhang Aufgaben erfolgreicher und besser zu erledigen (vgl. ebd.). Ferner
weisen Weber und Rebscher daraufhin, dass NE als eine Konsequenz einer Arbeits-

welt gelten kann, welche stark von kompetitiven Faktoren geprägt ist (bspw. Profit) (vgl. Weber und Rebscher 2009, o. S.). Folgend ist die Einnahme von NE nicht mit dem Ziel verbunden, die Maxime der Leistungsfähigkeit zu erzielen, sondern einen Mindeststandard der Leistungsfähigkeit zu erreichen (vgl. Lieb, zitiert nach Mosegen 2015, S. 69). Das RKI konnte zudem feststellen, dass der Einsatz von NE höher ist, wenn die durchschnittliche Wochenarbeitszeit über 40 Stunden liegt (vgl. RKI 2012, S. 4). Zudem zeigt die Studie der DAK aus dem Jahr 2018/2019, dass der am häufigsten angegebene Grund für die Einnahme von NE das bessere Erreichen von Zielen am Arbeitsplatz ist (vgl. DAK 2020, S. 12). Bei Studien zu Studierenden wurden die Gründe Prüfungsvorbereitung, Stressabbau und Prüfungssituation am häufigsten angegeben (vgl. Middendorf et al. 2012, S. 2). Zudem konnte festgestellt werden, dass der Anteil der Hirndopenden ansteigt, sobald ein Leistungsdruck verspürt wird (vgl. ebd.). In einer qualitativen Studie (N=18) konnte ferner festgestellt werden, dass die Studierenden neben der Verbesserung der kognitiven Leistung auch das Ziel eines Ausgleichs zwischen Freizeit und Universität (Work-Life-Balance) im Blickfeld hatten (vgl. Hildt et al. 2014, S. 7).

Gründe für den Einsatz von NE finden sich allerdings zusätzlich bei der Betrachtung des individuellen Akteurs (vgl. Moesgen und Klein 2015, S. 87). Werden die soziodemographischen Faktoren betrachtet, tendieren vor allem Männer weißer Hautfarbe in einem jungen Alter zu NE (vgl. ebd.). Bei den Persönlichkeitsvariablen konnte festgestellt werden, dass eine hohe psychische Labilität, geringe Gewissenhaftigkeit und ein starkes Neugierverhalten das Konsumieren von NE wahrscheinlicher macht (vgl. ebd.). Ferner begünstigt eine positive Wirkungserwartung an den Konsum und eine wahrgenommene Harmlosigkeit der Substanzen, ergo die subjektive Kosten-Nutzen-Analyse die Einnahme von NE (vgl. ebd.).

Zusammenfassend sind NE-fördernde Situationen im Zusammenhang mit der Arbeits- und Studienwelt zu erkennen. Trifft ein Individuum mit bspw. genannten Persönlichkeitsvariablen auf eine solche Situation, ist der Konsum von NE wahrscheinlicher (vgl. ebd., S. 88). Bestimmte soziale und gesellschaftliche Bedingungen begünstigen dies zudem (bspw. private Stressbelastung) (vgl. ebd.).[5]

---

[5] Für eine umfangreiche Aufzählung der erwähnten Variablen siehe Anhang.

4.4. Neuroenhancement als Nebenfolge der Modernisierung

Werden nun die Motive von NE betrachtet, besteht die Annahme, dass NE als eine Nebenfolge der Modernisierung angesehen werden kann. Auffällig ist die durch Studien gezeigte Annahme, dass primär in einem kompetitiven Umfeld der Einsatz von NE gefördert wird. Ferner zeigte die Studie des RKI, dass Menschen mit einer hohen Wochenarbeitszeit zu einer Einnahme von NE tendieren. Unter Betrachtung des Prozesses der Rationalisierung nach Weber, können das Streben einer Kapitalakkumulation und das damit einhergehende Nutzenmaximierungsprinzip als grundlegende Aspekte angesehen werden, welche Druck auf die Menschen ausüben, um ihre Leistung stetig zu verbessern. Des Weiteren kann ein Zusammenhang zwischen Orientierung zweckrationaler Handlungsgründe und der Einnahme von NE gezogen werden. Durch die Einnahme von NE sollen die kognitiven Fähigkeiten verbessert werden. Entsteht das Gefühl dass die eigenen nicht mehr ausreichen, kann NE eine zweckrationale Konsequenz darstellen, um diese zu optimieren.

Ebenso Aspekte der Theorie sozialer Beschleunigung können in Zusammenhang mit NE gestellt werden. Wie in Kapitel 3.3 angeführt, stellt eines der Motive der Zeit- und Leistungsdruck dar unter dem Aspekt, Tätigkeiten schneller und besser zu erledigen. Hier findet sich die Beschleunigung des Lebenstempos wieder, ebenso wie die technische Beschleunigung. Die Beschleunigung des Lebenstempos entsteht folglich aus dem Bedürfnis, mehr Tätigkeiten in kurzer Zeit zu erledigen, um mehr Erfahrungen im Leben zu realisieren. Dass der Mensch diese nicht alle wahrnehmen kann, setzt das Individuum unter Druck, woraus die Einnahme von NE möglicherweise begründet werden kann. Durch die technische Beschleunigung steht die Zeit in unserer Wahrnehmung an übergeordneter Stelle, welches bei dem Menschen in Verbindung mit der Beschleunigung unseres Lebenstempos Zeitknappheit auslösen kann.

Ferner können auch die Motoren der Beschleunigung als Erklärungsgrundlage dienen. Es wird deutlich, dass *der soziale Motor*, welcher mit der Rationalisierung Webers verbunden werden kann, ein Grund für die Einnahme von NE darstellt. Durch die Annahme, in vielen Sphären des Lebens und nicht mehr nur in der Wirtschaft durch das Wettbewerbsprinzip definiert zu werden, führt zu einem hohen Leistungsdruck. Da Leistung eine zentrale Rolle in der modernen Gesellschaft einnimmt, besteht die Annahme, dass gesellschaftliche Akteure durch NE diesem Leistungsdruck entgegenwirken wollen. Des Weiteren löst der *kulturelle Motor*, welcher durch die

Säkularisierung den Fokus stark auf die Realisierung von Erfahrungen in der jetzigen Welt legt, ebenso Leistungsdruck aus. Rosa führt zudem an, dass durch die Beschleunigung Desychronosierungen aufkommen, wobei der natürlich gegebene Zeitrahmen überfordert wird (vgl. Rosa 2013, S. 100). Dies ist bei dem individuellen Akteur zu erkennen. Es konnte festgestellt werden, dass Depressionen und Burnouts immer häufiger in der Moderne auftreten, was oftmals auf Zeitdruck, Überlastung und Stress zurückzuführen ist (vgl. Rosa 2013, S. 100). Ferner kann der letzte Motor, welcher sich auf die *funktionale Ausdifferenzierung* beschränkt, eine Erklärungsgrundlage darstellen. Durch die ansteigende Interdependenz und zeitlichen Normen (Deadlines) empfinden Individuen ein Schuldgefühl, wenn sie am Ende des Tages die sozialen Forderungen bzw. Erwartungen nicht erfüllt haben (vgl. ebd.). Um diesen Schuldgefühlen und den sozialen Forderungen entgegenzuwirken, kann der Einsatz von NE erklärt werden.

5. Fazit

Zusammenfassend kann eine Verbindung zwischen der Modernisierung und NE gezogen werden. Durch den starken Fokus auf Leistung, verbunden mit einem geprägten kapitalistischen Marktsystem in der modernen Gesellschaft, befindet sich der Mensch oftmals in einem kompetitiven Umfeld, welches die Einnahme von NE erhöht. Allerdings sollte hierbei beachtet werden, dass dies immer in einem komplexen und multifaktoriellen Bedingungsgefüge steht (vgl. Moesgen und Klein 2015, S. 86). Hierbei spielen soziodemographische, kognitive, biographische und Persönlichkeitsfaktoren eine Rolle, ebenso wie soziale und gesellschaftliche Bedingungen (vgl. ebd., S. 70ff.). Ferner wurde bereits im alten China vor 5000 Jahren ein Tee mit Ephedrin eingesetzt, welcher eine anregende Wirkung auf das zentrale Nervensystem hat (vgl. Schäfer 2018, S. 49). Somit ist das Ziel von NE keine Idee der Moderne. Allerdings sind die Möglichkeiten in den letzten 100 Jahren sehr stark angestiegen und es konnte ein Vielzahl an psychoaktiven Stoffen entwickelt werden (vgl. ebd.)

Abschließend kann gesagt werden, dass NE ein neues Forschungsfeld darstellt und die Ergebnisse der bisherigen Studien einige Differenzen aufzeigen. Somit kann nicht eindeutig dargestellt werden, wie hoch der Konsum von NE in Deutschland tatsächlich ist. Indessen können die Theorien der Rationalisierung nach Weber und der sozialen Beschleunigung nach Rosa eine Erklärungsgrundlage für die angegebenen Motive von NE darstellen. Allerdings kann aufgrund der Differenzen in den Studien und aufgrund der Tatsache, dass das Ziel von NE keine Idee der Moderne umschreibt, nicht gesagt werden, dass NE eine Nebenfolge der Modernisierung darstellt. Jedoch besteht die Annahme, dass durch die Modernisierung sich die Menschen vermehrt in Situationen befinden, in denen die Einnahme von NE gefördert wird und somit wahrscheinlicher ist.

Literaturverzeichnis

Baumgarten, Franz, Wanja Wolff und Ralf Brand. 2015. Neuroenhancement zur Steigerung der kognitiven Leistungsfähigkeit im Alltag. https://www.research gate.net/profile/Ralf_Brand/publication/274890348_Neuroenhancement_zur _Steigerung_der_kognitiven_Leistungsfahigkeit_im_Alltag/links/554723970 cf234bdb21db620.pdf. Zugegriffen: 17. Oktober 2020

Börger, Lea. 2017. *Pharmakologisches Neuroenhancement unter Studierenden. Eine Analyse in der Region Braunschweig.* Wiesbaden: Springer VS

DAK. 2009. DAK Gesundheitsreport 2009. https://www.iges.com/e6/e1621/e10211/ e6061/e6064/e6199/e9682/e9684/attr_objs9687/DAK_Gesundheitsreport_20 09_ger.pdf. Zugegriffen: 17. Oktober 2020

DAK. 2020. Update: Doping am Arbeitsplatz. Analyse zum pharmakologischen Neuroenhancement im Job. 2014-2018/2019. https://www.dak.de/dak/down-load/folien-2238098.pdf. Zugegriffen: 17. Oktober 2020

Degele, Nina und Christian Dries. 2005. *Modernisierungstheorie.* München: Willhelm Fink Verlag

Franke, Andreas G, Caroline Bonertz, Markus Christmann, Michael Huss, Andreas Fellgiebel, Elisabeth Hildt und Klaus Lieb. 2011. https://www.researchgate. net/profile/Michael_Huss/publication/49686888_Non-Medical_Use_of_Pre-scription_Stimulants_and_Illicit_Use_of_Stimulants _for_Cognitive_Enhan-cement_in_Pupils_and_Students_in_Germany/links/54c1154f0cf25b4b8071b 024.pdf. Zugegriffen: 17. Oktober 2020

Franke, Andreas G und Klaus Lieb. 2010. Pharmakologisches Neuroenhancement und „Hirndoping". Chancen und Risiken. https://link.springer.com/content/ pdf/10.1007/s00103-010-1105-0.pdf. Zugegriffen: 17. Oktober 2020

Franke, Andreas G. 2019. *Hirndoping & Co. Die optimierte Gesellschaft.* Berlin: Springer VS

Hildt, Elisabeth, Klaus Lieb und Andreas Günter Franke. 2014. Life context of pharmacological academic performance enhancement among university stu-dents – a qualitative approach. https://bmcmedethics.biomedcentral.com/ track/pdf/10.1186/1472-6939-15-23. Zugegriffen: 17. Oktober 2020

Hildt, Elisabeth. 2018. Neuroenhancement, Individuum und Gesellschaft. Vom Um-gang mit einem gesellschaftlichen Phänomen. In *Die Leistungssteigerung des menschlichen Gehirns. Neuro-Enhancement im interdisziplinären Diskurs,* hrsg. Nicola Erny, Matthias Herrgen und Jan C. Schmidt, 19-36. Wiesbaden: Springer VS

Kaesler, Dirk. 2011. *Max Weber,* München: Verlag C.H.Beck

SwissLife. 2019. Stress-Statistik: Zwei von drei Deutschen im Job gestresst. https://www.swisslife.de/ueber-swiss-life/presse/pressemitteilungen/news-feed/2019/07-24.html Zugegriffen: 17. Oktober 2020

Marty, Christian. 2020. *Max Weber. Ein Denker der Freiheit,* 2. Aufl. Weinheim und Basel: Beitz Juventa

Middendorf, Elke, Jonas Poskowsky und Wolfgang Isserstedt. 2012. Formen der Stresskompensation und Leistungssteiegerung bei Studierenden. HISBUS-Befragung zur Verbreitung und zu Mustern von Hirndoping und Medikamentenmissbrauch. http://www.hisbus.de/results/pdf/2012_01_Hirndoping.pdf. Zu gegriffen: 17. Oktober 2020

Moesgen, Diana und Michael Klein. 2015. *Neuroenhancement,* 1. Aufl. Stuttgart: Verlag W. Kohlhammer

RKI. 2012. Pharmakologisches Neuroenhancement. https://www.rki.de/DE/Content/ Gesundheitsmonitoring/Gesundheitsberichterstattung/GBEDownloadsK/2012 _3_Pharmakologisches_Neuroenhancement.pdf?__blob=publicationFile. Zu-gegriffen: 17. Oktober 2020

Rosa, Hartmut, David Strecker und Andrea Kottmann. 2018. *Soziologische Theorien.* 3. Aufl. Konstanz und München: UVK Verlagsgesellschaft mbH

Rosa, Hartmut. 2013. *Beschleunigung und Entfremdung,* 1. Aufl. Berlin: Suhrkamp Verlag

Schäfer, Markus. 2018. *Medienhype „Hirndoping"?. Die Rolle der Journalisten in der gesellschaftlichen Debatte um Neuroenhancement..* 1. Aufl. Baden-Badden: Nomos Verlagsgesellschaft

Schluchter, Wolfgang. 2016. Die Antinomien zwischen Rationalismus und Rationalisierung. Max Webers Skizze einer Entwicklungsgeschichte des Okzidents. In *Max Weber 1864-1920. Politik-Theorie-Weggefährten,* hrsg. Detlef Lehnert, 169-194. Köln, Weimar und Wien: Böhlau Verlag

Schütz, Ronja, Elisabeth Hildt und Jürgen Hampel. 2016. Neuroenhancement als gesellschaftliches Phänomen. In *Neuroenhancement. Interdisziplinäre Perspekttiven auf eine Kontroverse,* hrsg. Ronja Schütz, Elisabeth Hildt und Jürgen Hampel, 7-24. Bielefeld: transcript Verlag

Weber, Andreas und Herbert Rebscher. 2009. Doping im Beruf: „Risiken und Nebenwirkungen" der Wettbewerbsgesellschaft?. https://www.aerzteblatt.de/ar-chiv/treffer?mode=s&wo=1008&typ=32&aid=65887&autor=Weber%2C+An dreas. Zugegriffen: 17. Oktober 2020

Weber, Max. 1988. *Gesammelte Aufsätze zur Religionssoziologie I,* 9. Aufl. Tübingen: J.C.B Mohr (Paul Siebeck)

Weber, Max. 2016. *Die protestantische Ethik und der „Geist" des Kapitalismus. Herausgegeben und eingeleitet von Klaus Lichtblau und Johannes Weiß.* Wiesbaden: Springer VS

Anhang

Tabelle: Faktoren, welche mit NE in Zusammenhang stehen

Ursächliche, auslösende oder aufrechterhaltende Bedingungen von NE	
Faktoren aus dem Arbeits- oder Studienkontext	Kompetitive Leitkultur
	Verdichtung der Arbeitsmenge
	Wachsender Termin- und Zeitdruck
	Erhöhte fachliche Anforderungen
	24-Stunden-Dienstleistungsgesellschaft
	Zugehörigkeit einer kognitiv hoch beanspruchten Berufsgruppe
	Existenzielle Unsicherheit
Individuelle Faktoren	Männliches Geschlecht
	Junges Alter
	Hoher Neurotizismus
	Geringe Gewissenhaftigkeit
	Hohes »sensation seeking«
	Positive Wirkungserwartungen
	Subjektiv wahrgenommene Harmlosigkeit
	Subjektiv günstige Kosten-Nutzen-Analyse
	Hoffnung auf Erfolg
	Kompetenz- und Kontrollerwartungen
	(dysfunktionale) Bewältigungsstrategien/Selbstmedikation
	Biographie
	Lernerfahrungen

Quelle: Moegsen und Klein 2015, S. 88

Tabelle: Faktoren, welche mit NE in Zusammenhang stehen (Fortsetzung)

Ursächliche, auslösende oder aufrechterhaltende Bedingungen von NE	
Soziale Faktoren	Sozialer Druck, insb. bei hoher Gruppenkohäsion
	Einstellung der »peer group« bzgl. Substanzkonsum, insb. bei hoher Gruppenkohäsion
	Private Belastungen
Gesellschaftliche Faktoren	Freier Verkehr von Arzneimitteln
	Pharmakologischer Fortschritt
	Unproblematisches Image

Quelle: Moegsen und Klein 2015, S. 89

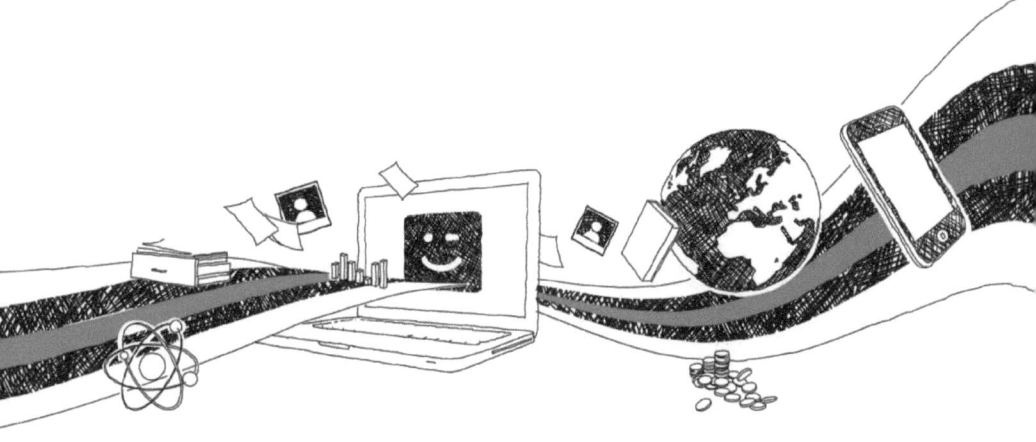
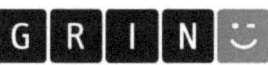